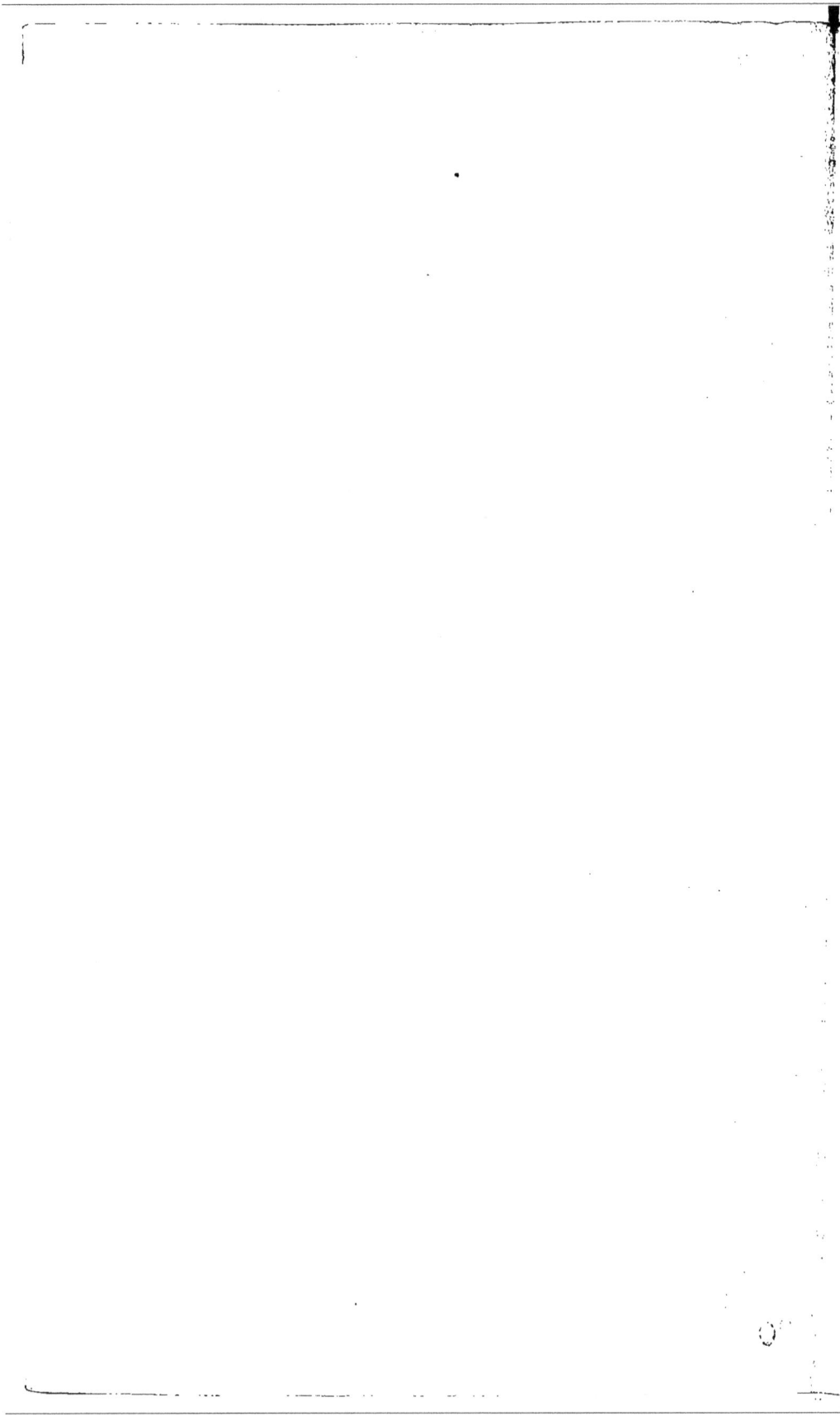

HYGIÈNE

DE

LA FEMME

PENDANT LA GROSSESSE

AVEC

**Des considérations sur la Conception, l'Allaitement,
le choix de la Nourrice, etc.,**

Ouvrage spécialement destiné aux Femmes enceintes,

PAR

LE Dʳ FRAISSINES,

Membre titulaire, Ex-Secrétaire-Général de la Société Impériale de Médecine
de Marseille,
Membre du Comité Médical des Bouches-du-Rhône,
Correspondant de la Société de Médecine et de Chirurgie pratiques de Montpellier,
de l'Institut Médico-Chirurgical de Valence (Espagne),
Ancien Médecin des Hôpitaux Militaires, etc.

※

*Les soins que la femme grosse réclame, se
rapportent en grande partie au commerce du
cœur, de l'intelligence et de la pensée.*
·ROUSSEL ; Système de la femme.

※

MARSEILLE,

·CAMOIN FRÈRES, LIBRAIRES, RUE CANNEBIÈRE, 1 ;

CHEZ L'AUTEUR, RUE TAPIS-VERT, 39,

et les principaux Libraires.

1857.

HYGIÈNE

DE

LA FEMME

PENDANT LA GROSSESSE

AVEC

Des considérations sur la Conception, l'Allaitement, le choix de la Nourrice, etc.,

Ouvrage spécialement destiné aux Femmes enceintes,

PAR

LE D' FRAISSINES,

Membre titulaire Ex-Secrétaire-Général de la Société Impériale de Médecine
de Marseille,
Membre du Comité Médical des Bouches-du-Rhône,
Correspondant de la Société de Médecine et de Chirurgie pratiques de Montpellier,
de l'Institut Médico-Chirurgical de Valence (Espagne),
Ancien Médecin des Hôpitaux Militaires, etc.

Les soins que la femme grosse réclame, se
rapportent en grande partie au commerce du
cœur, de l'intelligence et de la pensée.
ROUSSEL ; Système de la femme.

MARSEILLE.

CAMOIN FRÈRES, LIBRAIRES, RUE CANNEBIÈRE, 1 ;

CHEZ L'AUTEUR, RUE TAPIS-VERT, 39,

et les principaux Libraires.

1857.

Marseille. — Typographie et Lithographie Vial, rue Thiars, 8.

A mes Lectrices.

Voici, Mesdames, un tout petit livre qui vient se placer sous votre sauvegarde et réclamer l'appui de votre gracieuse protection : Et d'abord, laissez-moi vous dire qu'il a été fait exclusivement pour vous. Vous n'y trouverez point de termes scientifiques qui puissent vous effaroucher, non, mon but a été de mettre sous votre main et à votre portée un exposé des soins que réclame votre état dans le grand acte que la création vous a dévolu. Je n'ai pas voulu par là rechercher de la publicité, à Dieu ne plaise, j'avais, en terminant mes études médicales, soutenu, devant la faculté de Médecine, une Thèse sur le sujet qui m'a fait reprendre la plume aujourd'hui ; un accueil bienveillant avait épuisé rapidement mon petit bagage imprimé, et j'étais honteux de ne pouvoir offrir à mes clientes l'exemplaire qu'elles me demandaient ; voilà le mystère auquel je dois l'honneur de vous offrir cette brochure. J'ai refondu l'œuvre première, ajouté des détails sur les signes de la grossesse causes de sollicitude et d'incertitude pour bien des femmes ; j'ai donné quelques conseils sur l'allaitement maternel et le choix de la nourrice, choses qui pour moi ont une très grande importance, enfin m'identifiant à la vie de la femme dans l'état de gestation, j'ai tâché de lui expliquer ce qu'elle devait craindre ou éviter pendant la période de la grossesse.

C'est à vous que je livre le sort de cet ouvrage qui est votre propriété.

Je n'ai pas la prétention de vous offrir un travail neuf et original, j'ai dû m'appuyer de nombreuses citations, et, suivant l'exemple de Voltaire, qui avoue que celui qui se propose de faire un livre, emprunte du feu chez son voisin, l'allume chez lui et le communique à d'autres et que dès lors il appartient à tous, j'ai intercalé les opinions d'hommes spéciaux et distingués.

Merci donc à vous, Mesdames, qui m'accordez l'hospitalité et me faites la faveur d'un regard et puissé-je être assez heureux pour que votre bienveillance vous fasse oublier l'imperfection de la tâche que je me suis imposée.

DOCTEUR FRAISSINES.

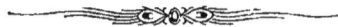

HYGIÈNE

DE LA FEMME

PENDANT LA GROSSESSE.

La femme, après la conception, nourrit, crée, féconde encore; elle porte et alimente longtemps le nouvel individu, et mêle intimement sa vie à la sienne.

L'hygiène de la grossesse ne se traduit pas pour nous par cet adage familier : *Usez de tout et n'abusez de rien.* Il nous semble que le médecin, pour être réellement utile à la femme, doit s'identifier à sa vie et comprendre tout ce que l'état de la gestation apporte chez elle de modifications quelquefois incompréhensibles. Aussi, ne sommes-nous pas porté à admettre les idées de Roussel, quand il dit : (1) « La grossesse n'est une maladie que pour les femmes « en qui des organes énervés rendent toutes les fonctions « pénibles, pour ces machines frêles et délicates, en qui « chaque digestion est une maladie. »

(1) Roussel; *Système de la femme*, chap. V, pag. 173.

Les modifications profondes et variées que la grossesse imprime aux personnes du sexe nous paraissent impliquer, pour elles, une manière d'être distincte, spéciale, une physiologie à part, en un mot.

Si, en effet, l'âge, le sexe, le tempérament, les professions impliquent l'idée de modifications profondes dans l'état des forces qui animent l'être vivant, dans la texture, la disposition et dans les qualités des fluides qui le pénètrent de toutes parts, ne trouvons-nous pas, dans les modifications profondes que l'état de grossesse imprime à l'état physiologique de la femme, un ensemble de conditions tout-à-fait analogues ; et n'est-il pas rationnel de conclure que des faits analogues aussi devront être la conséquence de modifications qui, pour être passagères, n'en sont pas moins profondes que celles que comportent l'âge, le tempérament, etc., etc.

Si, comme on a eu raison de le dire, la grossesse est une fonction naturelle, on peut néanmoins soutenir qu'elle est loin de s'exécuter toujours aussi normalement que les autres. En effet, dès que le phénomène de la conception s'est opéré, des changements assez notables surviennent, dans le physique et dans le moral de la femme. La sensibilité générale s'accroît, se pervertit quelquefois ; les fonctions digestives perdent leur régularité ; l'utérus qui déjà, à l'époque de la puberté, a manifesté son influence sur le système vivant, exerce dans cette circonstance une action non moins puissante ; toute l'économie, en un mot, s'en ressent.

Le flux menstruel est arrêté ; ce sang qui était expulsé

tous les mois, retenu dans le corps et ne servant en partie qu'à fournir les matériaux de la nutrition de l'embryon à peine ébauché, produit dans l'économie un état pléthorique d'autant plus prononcé, que la femme y est disposée par son tempérament. Les mamelles, dont les relations sympathiques avec l'organe gestateur sont si évidentes, deviennent fermes, tendues, et par suite quelquefois douloureuses, et laissent bientôt suinter un liquide lactescent, dont la quantité et la consistance vont en augmentant.

Ces organes, par l'effet de leur mode d'agir, doivent être alors plus particulièrement exposés à l'action des agents modificateurs. Aussi la femme doit-elle redoubler de prudence pour les mettre à l'abri de ces agents.

Tous ces phénomènes hygides sont de nature à exiger qu'elle s'entoure des secours que fournit l'hygiène et que souvent même elle demande des conseils au médecin.

On pourrait nous faire observer qu'il est des femmes dont la grossesse n'amène aucune modification notable dans le système, et qui n'apportent pas la moindre attention à leur état. Cela ne peut nullement détruire la règle générale, que la gestation met la femme dans une condition spéciale qui exige des soins hygiéniques bien entendus.

Les anciens législateurs et les chefs de nation avaient si bien compris que la femme enceinte méritait tous leurs égards, qu'ils avaient établi des lois qui leur accordaient certains priviléges.

Ainsi, ils recommandaient aux femmes enceintes le calme et la tranquillité d'esprit ; d'autres séquestraient leur épouse aussitôt qu'ils la croyaient grosse, et se prémunissaient contre ses embrassements.

(1) A Carthage et à Athènes, le meurtrier trouvait un asile inviolable chez la femme enceinte. Lycurgue avait ordonné de ne jamais exposer à leurs yeux des objets effrayants, et de leur montrer, au contraire, les portraits de Castor et Pollux, et les assimilant aux citoyens courageux morts sur le champ de bataille, lorsqu'elles succombaient aux suites de l'accouchement, il leur accordait des inscriptions sépulcrales.

Les lois juives, dont la sévérité faisait la force, s'adoucissaient jusqu'à leur permettre l'usage des viandes défendues.

Les lois de Moïse punissaient de mort toute personne qui, par des violences ou des mauvais traitements, avait fait avorter une femme.

A Rome, les femmes enceintes n'étaient pas obligées de se détourner pour laisser passer les premiers magistrats de la République, et l'on défendait l'entrée des comices aux épileptiques pour ne pas effrayer ces dernières.

Dans le royaume de Pannonie, dit Appollonius, les femmes enceintes étaient en telle vénération que celui qui en rencontrait une sur son chemin était obligé, sous peine d'amende, de l'accompagner jusqu'au lieu où elle se rendait.

(1) Moreau de la Sarthe ; *Histoire médicale de la femme*, Paris, 1803, tom. III, pag. 87.

Les rois d'Espagne oubliaient pour elles les lois de leur sévère étiquette, et elles pouvaient s'approcher d'eux et les toucher.

Dans le canton de Vaud (Suisse), les femmes grosses ont le droit de cueillir des raisins sur toutes les propriétés, et d'en emporter autant que peuvent en contenir les deux mains placées horizontalement au-dessous des mamelles.

L'Eglise catholique a, de tout temps, exempté des jeûnes les femmes enceintes.

Les lois judiciaires de nos pays ne soumettent les femmes enceintes à une peine encourue, qu'après avoir mis leur enfant au monde.

DES SIGNES DE LA GROSSESSE.

La grossesse commence au moment de la conception et se termine par l'accouchement, c'est une période de deux cent soixante à deux cent soixante-dix jours.

Certaines femmes ont la conscience qu'elles ont conçu, d'après un sentiment inexprimable qu'elles éprouvent et que l'évènement vient justifier ; cependant il en est beaucoup auxquelles l'ardent désir de la maternité fait supposer qu'elles sont grosses, alors que c'est seulement à une sensation nerveuse qu'elles doivent attribuer leur état.

Quoiqu'il en soit, la femme qui a conçu éprouve généralement un sentiment de malaise à la région de l'estomac,
des nausées, des vomissements acides le matin et, chez
quelques-unes, tout le courant de la journée, les yeux deviennent plus caves, plus languissants et sont cernés d'un
cercle bleuâtre, le visage présente quelques taches, le cou
se gonfle légèrement, les règles s'arrêtent généralement ;
elles peuvent cependant continuer à se montrer pendant la
grossesse, mais plus généralement dans les premiers mois
que pendant les derniers. Un accoucheur distingué, M.
Moreau, nie que les femmes puissent être réglées pendant
qu'elles sont enceintes ; cependant M. Cazeaux a vu , à
l'Hôtel-Dieu, deux femmes qui pendant toute leur grossesse ont eu leur écoulement mensuel. Mauriceau cite des
faits semblables. Il est des femmes qui deviennent enceintes sans avoir jamais été réglées. Deventer a vu une femme
devenir enceinte quatre fois , sans avoir jamais eu de
flux. Chez une autre dame, qui n'avait jamais été réglée ,
l'écoulement se manifesta à partir de la conception et dura
tout le temps de la grossesse. Churchil cite une femme
mariée à 21 ans et qui n'avait jamais été réglée ; après deux
ans elle sentit des maux de cœur et ses règles apparurent,
neuf mois après elle accoucha d'un enfant bien portant
quoique ses règles n'eussent pas manqué de revenir chaque mois (*Obs. on the diseases of pregnancy*, *p.* 36).

Mauriceau raconte qu'une femme qui fut pendue à
Paris portait un fœtus de cinq mois dans son sein, ce dont
on s'assura par l'ouverture du cadavre ; elle avait déclaré

sa grossesse, mais on ne crut pas à la véracité de sa déclaration parce qu'elle était réglée.

Le docteur FLECHNER, de Vienne raconte qu'une jeune femme de 22 ans avait toujours été réglée ; à la suite d'un premier accouchement, les menstrues ne revinrent plus et furent remplacées chaque mois par un violent mal de tête : dans les treize années qui suivirent, elle mit au monde six enfants bien portants (*Gazette médicale*, 91 , 1841)

Le ventre de la femme qui a conçu se ballonne et grossit graduellement ; les mamelles se tendent et se gonflent, subissant les modifications qui doivent les disposer à remplir plus tard l'acte de l'allaitement. Ce gonflement est accompagné de picotements , de douleurs ; il arrive parfois que les glandes placées sous l'aisselle s'engorgent. L'état des mamelles persiste pendant quelques mois, le gonflement disparaît ensuite pour se montrer de nouveau à la fin de la grossesse. Vers le commencement du troisième mois, le mamelon se gonfle et sa couleur prend une teinte brunâtre, plus foncée chez les femmes qui ont les yeux et les cheveux noirs que chez les blondes ; ce cercle s'agrandit un peu chaque mois, et sa couleur devient de plus en plus intense. Cependant ces derniers signes ne sont pas très précis chez la femme qui a eu déjà des enfants ou chez laquelle il y a eu très peu d'intervalle entre la dernière grossesse et une nouvelle imprégnation.

Il résulte des observations de M. DONNÉ que les femmes dont les seins, après s'être gonflés légèrement au début de la grossesse, s'affaissent pour rester flasques et mous jusqu'après l'accouchement, sont de très mauvaises nourrices, tant à cause de la qualité inférieure du lait que de son peu d'abondance.

On prétend que l'on peut saisir certaines indications par l'état du pouls chez les femmes grosses ; c'est un fait qui n'est rien moins que certain, on observe bien un peu de plénitude, de développement, mais c'est tout.

A ces signes on peut ajouter l'irrégularité des fonctions digestives, les femmes sont sujettes à une salivation plus ou moins abondante, à des maux de dents, l'appétit est perverti, elles éprouvent un désir très prononcé pour les substances les plus extraordinaires et les plus inusitées : le charbon, la craie, etc.

La femme grosse devient plus susceptible, plus capricieuse, son caractère change, la moindre contrariété l'irrite, les facultés intellectuelles s'altèrent parfois. Lorry rapporte qu'une femme, à la suite d'une frénésie, devint triste, morose, rêveuse, puis imbécille, et il est remarquable que cette femme devenue enceinte recouvra sa gaieté et ses facultés intellectuelles. On a vu des femmes qui aimaient passionnément leur mari et leurs enfants, les haïr pendant la grossesse ; d'autres avoir le penchant au vol.

Un signe beaucoup plus certain de grossesse est l'état des urines. Depuis ces dernières années surtout, on a étudié avec la plus grande attention ce produit de sécrétion, et on a découvert, vers le troisième mois, une pellicule à laquelle M. Nauche a donné le nom de *Kyestéïne*. Il faudrait entrer ici dans des développements scientifiques qui nous éloigneraient de notre cadre. La femme qui voudra être sûre de son état de grossesse, pourra faire étudier son urine par son docteur ordinaire, qui découvrira facilement la pellicule *kyestéïque*.

Deux moyens restent pour s'assurer d'une manière précise de la grossesse : Le premier est le toucher pratiqué par le médecin , qui détermine l'existence et l'époque de la grossesse et qui ne peut être mis en usage que vers le quatrième mois ; le deuxième moyen est la perception par l'oreille appliquée sur le ventre , des battements du cœur de l'enfant.

INFLUENCES ATMOSPHÉRIQUES.

Il est généralement reconnu que la femme est plus impressionnable pendant la grossesse que dans les autres époques de sa vie, et plusieurs faits démontrent l'action des constitutions atmosphériques sur elles.

Hippocrate nous dit dans ses Aphorismes (1) : « Si l'hiver est austral et pluvieux, et le printemps sec et boréal , les femmes qui doivent accoucher au printemps avorteront pour la moindre cause, et celles qui accouchent à terme

(1) Hippocrate; *Aphorismes*. 3ᵉ section, pag. 169.

donnent le jour à des enfants grêles, qui vivent peu ou restent grêles et maladifs. »

Tous les observateurs, tant anciens que modernes, n'ont pas manqué de faire mention dans leurs écrits, de certaines époques pendant lesquelles les femmes provoquaient leur sollicitude, par l'irrégularité des phénomènes de la grossesse, par le grand nombre des avortements, la lenteur et la difficulté du travail de l'accouchement ; ils attribuaient la cause de ces accidents aux divers états de l'atmosphère.

La femme enceinte doit respirer un air pur et salubre, exempt de tout excès de froid ou de chaleur, d'humidité ou de sécheresse. Parmi les différents genres de température nuisibles à son état, il n'en est pas qui le soient autant que ceux qui sont constitués par l'air froid et humide, ou froid et sec. Ce dernier est considéré par la majorité des accoucheurs comme le plus propre à rendre l'accouchement laborieux et à exposer les femmes en couches à la péritonite puerpérale.

L'hygiène fournit, pour corriger ces excès, des moyens qu'il convient de ne pas négliger ; mais ils ne doivent pas être employés de la même manière chez tous les sujets. Si, comme on ne saurait en douter, l'action des agents modificateurs est en rapport avec la constitution des sujets, l'application des moyens à opposer doit être aussi relative à cette même constitution : ainsi l'usage des bains émollients chez les personnes nerveuses, irritables ; l'emploi de la saignée chez celles qui sont pléthoriques, sont des moyens fort avantageux pour modérer l'effet de la température froide et sèche. Il n'est pas douteux, du reste, que ces moyens doivent être aidés par les règles hygiéniques qui appartiennent au chapitre des aliments et des vêtements.

Dans tous les cas, on doit avoir pour but de donner une distribution égale aux forces de l'économie, qui se concentrent toutes dans l'intérieur, et qui tendent à jeter les organes internes, la matrice surtout, dans un état d'éréthisme qui ne peut qu'être nuisible à l'état de la mère et à celui du produit de la conception.

La température froide et humide ne mérite pas moins de fixer l'attention du médecin hygiéniste, sous le rapport de l'influence qu'elle exerce sur la grossesse : produisant des effets tout contraires à la température précédente, ou mieux, amenant une débilitation dans tout le système, il est facile de prévoir quels sont les moyens qu'il convient d'employer pour contre-balancer son action. Des frictions sèches pratiquées sur la peau, des vêtements peu conducteurs du calorique, des aliments nutritifs, mais de facile digestion : voilà tout autant de moyens fort utiles.

Quoique, à part ces constitutions atmosphériques, d'une durée assez prolongée, il en existe d'autres qu'il importe aussi de ne pas négliger, nous ne croyons pas devoir nous y arrêter. Ce que nous avons dit des premières doit suffire pour faire comprendre la conduite à tenir. Dans tous les cas, il convient de soustraire, autant que possible, la femme enceinte à l'usage de ces divers agents modificateurs.

Si l'état de l'atmosphère peut rester, pendant un temps

plus ou moins long, dans une condition à peu près constante, il est aussi sujet à éprouver, dans la majorité des cas, des variations, des vicissitudes assez prononcées. De ces vicissitudes, c'est à celles du chaud au froid, du sec à l'humide et *vice versâ*, que nous devons des impressions d'autant plus fâcheuses qu'elles sont plus nombreuses et plus intenses. Il suffit de rappeler les nombreuses maladies aiguës qui prennent leur source dans les variations de l'atmosphère, pour juger combien il importe que les femmes enceintes se conduisent avec précaution et prudence.

Bien que les femmes de la campagne, ou celles qui par leur genre d'occupation, sont habituées aux intempéries de l'air, aient beaucoup moins à redouter l'influence d'un changement brusque de température, que celles qui se trouvent dans des conditions contraires, elles ne doivent pas pour cela se croire invulnérables et renoncer à toute précaution. C'est par l'effet d'une conduite peu rationnelle que plusieurs d'entr'elles succombent à la péritonite puerpérale, ou sont atteintes d'affections chroniques de la matrice.

(1) « L'hygiène, a dit M. Dumas, est l'art de conserver
« la santé. Elle a pour objet l'homme sain ; elle apprend
« à connaître l'influence des agents divers que la nature
« a destinés à remplir nos besoins, et grâce à eux, à ac-
« commoder nos organes les uns aux autres, de manière à
« conserver cet équilibre des fonctions qui constitue la
« santé. »

(1) Dumas, *Cours public d'accouchements*, 1850-1851.

Toute femme enceinte doit redoubler de soins et de prudence pour se mettre à l'abri des agents modificateurs ex-
ternes; elle doit surtout s'aider de tous les moyens capables
de la garantir de l'influence de l'air; éviter, en un mot,
toutes les causes provocatrices des maladies aiguës qui, à
cause de la réaction inflammatoire qu'elles suscitent et des
efforts de toux qui accompagnent quelques-unes d'entr'elles, tendent à provoquer l'avortement. Il convient aussi
qu'elle se dérobe, autant que possible, à l'action du froid,
dans son habitation. Mais, parmi les divers moyens auxquels on emprunte une chaleur artificielle, il en est un sur
lequel nous devons nous arrêter un instant, nous voulons
parler des *chaufferettes* : outre l'inconvénient de donner
lieu à un dégagement d'acide carbonique, elles ont encore
celui de déterminer sur la partie interne des membres in-
férieurs un rayonnement de calorique qui irrite ces parties
et provoque un mouvement fluxionnaire, qui peut être suivi d'accidents plus ou moins fâcheux. Il nous souvient que,
alors que nous faisions partie du personnel médical de
l'Hôpital militaire de Strasbourg, ville où la rigueur du
climat oblige à rechercher tous les moyens possibles de
calorique, nous fûmes appelé pendant la nuit, auprès d'une
femme, en travail d'avortement, qui portait à la partie interne des cuisses de larges plaques érythémateuses, dues
à l'emploi d'une chaufferette élevée dont elle faisait un
usage journalier. Nous croyons aussi que l'emploi de ce
moyen de calorification cause, aux femmes qui en font

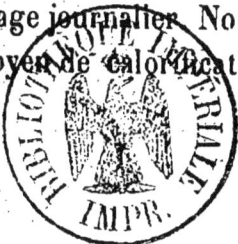

usage, des pertes blanches, et pourrait être remplacé avec avantage par des vases fermés et remplis d'eau chaude.

Après avoir fait connaître les inconvénients qui sont attachés à certains états constants de l'atmosphère et à ses vicissitudes, il est, ce nous semble, convenable de présenter les avantages que la femme enceinte peut retirer de certaines températures. Ce que nous dirons à ce sujet nous aidera évidemment dans le choix de son habitation. Il est facile de voir que ceci s'adresse surtout aux personnes qui occupent un rang élevé dans la société, et qu'une éducation et un régime mal entendus ont rendues fort impressionnables et mises dans le cas de supporter difficilement les incommodités relatives à la grossesse.

Un air sec et modérément chaud, augmentant l'activité des organes et produisant une légère excitation utile au libre exercice des fonctions, convient beaucoup à la femme faible, délicate, dont les forces languissent.

L'expérience a appris, en effet, que les états morbides caractérisés par l'inertie des mouvements organiques et la langueur des fonctions, éprouvent une influence fort avantageuse de l'action excitante de cet air, qui convient également aux femmes enceintes qui sont d'un tempérament lymphatique ou qui sont atteintes de scrofules.

Les effets généraux d'une telle température sont de diminuer l'état de relâchement des tissus, de stimuler les organes, d'augmenter la force des muscles et par conséquent d'agir, avec avantage, sur le système utérin, qui a besoin de jouir d'un certain degré de tonicité.

Celui qui est chaud et légèrement humide convient, au contraire, aux personnes qui sont d'une constitution sèche et irritable, et dont les organes sont dans un état habituel de surexcitation. Cette constitution atmosphérique ramollit les tissus et prévient la rigidité utérine qui est, comme l'on sait, si nuisible à la grossesse.

Pour apprécier la valeur d'un air pur, pendant cette période de la vie de la femme, il nous semble que nous pouvons mettre utilement dans cet ouvrage les recherches de MM. ANDRAL et GAVARRET (1). Ces messieurs ont démontré que, chez l'homme, la quantité d'acide carbonique exhalée par le poumon va toujours croissant, de huit à trente ans, et cet accroissement est surtout très-considérable à l'époque de la puberté. Plus tard, elle va en décroissant, de telle sorte qu'à un âge très-avancé elle redevient ce qu'elle était à l'âge de dix ans. Chez la femme, cette exhalation suit les mêmes règles que chez l'homme, excepté cependant à l'époque de la puberté, et pendant tout le temps que dure la menstruation, où elle reste stationnaire.

Après cette période, c'est-à-dire au moment de la suppression des menstrues, elle augmente tout-à-coup. Dans la grossesse, l'exhalation du gaz acide carbonique augmente et devient la même, pour ainsi dire, que chez les femmes parvenues à l'âge du retour. Ainsi, par heure, l'homme exhale :

(1) ANDRAL et GAVARRET ; *Recherches sur la quantité d'acide carbonique exhalé par le poumon, dans l'espèce humaine.*

Une quantité d'acide carbonique égale à

A l'âge de 8 ans.	7,4
— 15	8,7
— 16	10,2
— 20	11,2
— 28	12,4
Entre 40 et 60	10,1
Entre 60 et 80	9,2

La femme exhale par heure :

Une quantité égale à

A l'âge de 13 ans.	6,3
— 15 ans 1/2 (non menstruée)	6,2
De même à 20 , 26 , 32 ans , chez d'autres filles bien constituées.	6,3
Entre 38 et 49 , chez une femme non réglée. . . , ...	8,4

Chez les femmes enceintes,

De 2 mois 1|2		
5 mois	Moyenne. .	8,0
7 mois 1|2		
8 mois 1|2		

Entre 50 et 60 ans.	7,3
Entre 60 et 80 ans.	6,8

Si donc la femme, pendant la grossesse, doit exhaler une quantité plus considérable d'acide carbonique, vu la suppression des menstrues, comme le démontrent les expériences de MM. ANDRAL et GAVARRET, l'air qu'elle doit inspirer devra renfermer plus d'oxygène, être plus pur et exempt de miasmes délétères, afin que l'hématose puisse se faire d'une manière complète, et amener l'exhalation voulue du gaz acide carbonique.

Ainsi elle devra éviter les endroits mal aérés, les lieux où la température est trop élevée, où l'air se raréfie et se vicie trop facilement, afin de s'épargner les angoisses, les céphalalgies, l'oppression et tous les symptômes qui précèdent l'asphyxie. Pour la même raison elle fuira les spectacles, les bals, les concerts, les grands rassemblements, les endroits éclairés de nombreuses lumières, les appartements qu'on chauffe avec du charbon de terre. MAURICEAU cite l'exemple d'une blanchisseuse qui, ayant allumé du charbon de terre dans sa chambre, resta quelque temps sous l'influence de ce charbon, éprouva de l'oppression, des angoisses et avorta. Nous n'avons parlé jusqu'à ce moment, de l'air atmosphérique que relativement à ses qualités physiques, mais les médecins savent qu'il peut être essentiellement vicié, sans que d'ailleurs on puisse apprécier la nature de cette viciation.

HIPPOCRATE dit que dans une certaine constitution de l'année, toutes les femmes eurent des accouchements laborieux et des avortements (1).

STOLL dit, dans son ouvrage sur les *Constitutions Médicales,* que, sous l'influence d'une de ces constitutions, presque toutes les femmes eurent des règles non seulement abondantes, mais qui duraient deux à trois semaines, et presque toutes celles qui étaient grosses avortèrent (2).

(1) HIPPOCRATE; *Épidémies,* tom. II, liv. I, page 69.
(2) STOLL; *Des Constitutions Médicales.*

Baillou raconte, qu'en 1570, les femmes enceintes avaient des tranchées et avortaient; et Bartholin assure aussi, qu'en 1572, les femmes grosses avortaient et que beaucoup même mouraient à la suite de ces avortements. Le Pecq de la Clôture et MM. Paul Dubois et Désormeaux ont cité des faits semblables.

Johnston Wite et généralement tous les accoucheurs, attribuent la plus grande fréquence des péritonites puer-pérales qu'on remarque dans les hôpitaux, à l'air impur, insalubre, chargé d'émanations putrides qu'on y respire. On fit la remarque, à Paris, que le développement des ma-ladies graves dont furent atteintes les nouvelles accouchées, remonte à l'époque où ces dernières furent placées au-des-sus des salles des blessés. Les exhalaisons malfaisantes qui se dégageaient de cette salle, contribuaient tant à donner un caractère sérieux à ces maladies, que Desault assura à Doublet qu'à dater du moment où les femmes en couches furent logées dans des salles vastes et bien aérées, la mor-talité diminua d'une manière sensible (1).

Aujourd'hui, grâce aux progrès de la chimie, nous pou-vons, jusqu'à un certain point, neutraliser les effets de la cause délétère, à l'aide de fumigations guytoniennes et surtout du chlorure de chaux, de Labarraque. Les femmes enceintes ne sauraient trop prendre de précautions, pour donner à leurs habitations toute la salubrité désirable : elles devront, autant que possible, les choisir bien aérées. Pour

(1) Wite; *Traité d'Accouchements.*

des motifs semblables, elles devront éviter le voisinage des marais et de tous les lieux bas et humides.

Capuron range la respiration d'un air insalubre, l'habitation des lieux bas et humides, au nombre des causes de l'avortement et des hémorrhagies utérines. Gardien cite plusieurs cas de femmes enceintes, qui n'ont pu jouir de l'état normal qu'à la condition de passer leur grossesse à la campagne.

Des voyageurs assurent que les crétins sont moins nombreux dans le *Valais*, depuis que les femmes ont pris l'habitude, pendant leur grossesse, d'habiter des lieux élevés où elles sont à l'abri de l'humidité qui règne dans le fond des vallées.

DES VÊTEMENTS.

« Tant qu'obéissant aux lois de la nature, les femmes n'ont cherché, dans leurs habillements, que le moyen de se défendre des intempéries des saisons, la pudeur a présidé à leurs actions comme le bonheur à leurs jours ; mais ces jours fortunés se perdent dans la nuit des temps, et le premier dépositaire des annales des premiers nés du genre humain, l'est aussi des premières erreurs de sa moitié » (1).

Ce ne sont point cependant, les conseils, les avis de toute sorte qui ont manqué à la femme; mais cet être essentiellement frivole a négligé les uns, a ri des autres, et a continué sa manière de vivre. Il est vrai que la mode, se rencontrant à chacun de ses pas, ne fait qu'exciter sa coquetterie et la pousse continuellement vers de nouveaux dangers, qu'elle est trop faible pour chercher à éviter. Prenons-la donc telle qu'elle est dans la société actuelle, sans chercher à savoir ce qu'elle aurait pu être, si elle avait toujours écouté la raison, au lieu de se livrer à ses caprices.

Ce que nous avons dit de l'influence fâcheuse qu'exercent sur certaines femmes les diverses circonstances atmosphériques peut suffire pour faire comprendre combien il est important de ne pas négliger le choix des vêtements.

Les vêtements de la femme enceinte devront être en rapport avec son état et les variations de température qui ont sur elle un si grand effet.

Le mot enceinte signifie, pris dans son acception originaire, qui est sans ceinture. En effet, chez les Romains les femmes étaient dans l'habitude, ainsi que cela se pratiquait en France sous le premier empire, de se serrer le corps fortement au-dessous des seins. Mais à Rome un usage, non seulement consacré par l'habitude mais obligatoire par une loi positive contraignait les femmes à quitter la ceinture dès qu'elles avaient conçu.

(1) MENVILLE; *Histoire médicale et philosophique de la femme.* tom III.

Lycurgue, dont le but fut toujours de donner à la patrie des citoyens vigoureux, avait prescrit aux femmes enceintes de porter des vêtements larges pour ne pas gêner le développement de l'objet précieux renfermé dans leur sein.

Les vêtements étroits, dit un médecin, qui étreindraient la poitrine et l'abdomen, nuiraient à l'accroissement des mamelles, augmenteraient la gêne de la respiration, l'embarras de la circulation et la compression de l'estomac, s'opposeraient au libre développement de l'utérus et à son ascension dans l'abdomen et pourraient être une cause du déplacement de cet organe.

C'est à tort que les femmes s'imaginent ou feignent de s'imaginer qu'un busc est utile, en empêchant le fœtus de se porter trop haut. Cette machine est, au contraire, extrêmement désavantageuse, car la pression qu'elle exerce, agissant de haut en bas, retient l'utérus et le force à se développer dans une situation déclive, ce qui est, par la suite, une cause puissante de descente de cet organe. Enfin, il n'est pas moins dangereux, vers les derniers mois de la grossesse, de comprimer fortement les jambes; c'est s'exposer à des engorgements et aux varices, les jarretières trop serrées favorisent inévitablement cette disposition nuisible. Les chaussures étroites ont aussi un grand inconvénient, non seulement en rendant la marche peu sûre, mais en gênant la circulation; il faut porter des souliers à talons larges et plats.

Nous avons toujours été frappé d'un spectacle commun à Marseille; l'été nous voyons sur les plages sablonneuses de notre Méditerranée, au milieu d'enfants chétifs, malingres et venus là d'après le conseil d'un médecin, de tout petits enfants, noirs et robustes, qui ont à peine fini d'apprendre à marcher et qui déjà passent toute leur journée dans l'eau : les uns sont la conséquence de cette vie par trop efféminée des salons, des bals et des modes ; les autres ont été portés au milieu des travaux de la femme ouvrière, qui, trop occupée de son labeur quotidien, a suivi une route toute opposée.

On ne saurait trop blâmer les filles qui, pour rendre secret leur état de grossesse, font usage de ceintures serrées, qui ont l'inconvénient de gêner le développement du fœtus, et peuvent amener, non seulement l'avortement, mais encore diverses maladies de la matrice.

Il est des femmes, surtout celles qui ont eu plusieurs enfants, qui ont besoin, dans les derniers mois de leur grossesse, de faire usage d'un bandage particulier pour soutenir l'utérus, qui par son poids entraîne les parois de l'abdomen, et produit cet état désigné par les accoucheurs sous le nom de *ventre en besace*.

L'emploi de ce bandage convient également aux femmes qui sont exposées, par leur genre de vie, à des efforts ou à des travaux pénibles. Ces ceintures ont l'avantage de prévenir les dérangements de la matrice, et de mettre à l'abri de ces constipations opiniâtres, de ces douleurs fatigantes qui résultent de la pression de la matrice, quand elle se dévie, ou qu'il y a un commencement de prolapsus de cet organe ; elles peuvent s'opposer aussi aux stases, aux congestions sanguines qui en sont la suite.

Nous ferons encore une remarque qui, pour être minutieuse, n'en est pas moins utile ; elle a pour objet d'indiquer l'usage du caleçon, comme très avantageux à la femme enceinte pendant les saisons froides. On sait que la saillie de l'abdomen, en repoussant en avant les vêtements, expose nécessairement la partie inférieure du ventre et les cuisses, à l'action du froid, qui peut amener souvent des effets fâcheux.

Le choix du lit, pour une femme enceinte, n'est pas une chose indifférente. Sans être trop dur, il doit cependant ne pas trop céder à la pression du corps.

Un lit trop mou provoque ordinairement des sueurs et débilite.

Nous conseillons de le composer d'une paillasse élastique et d'un seul matelas.

On pourra le chauffer modérément, si le temps est froid, et tout en consultant le goût et l'habitude, faire varier, suivant la saison, le nombre des couvertures.

L'usage des bains, dans l'état puerpéral, est nuisible à quelques femmes, principalement à celles qui sont faibles, d'un tempérament lymphatique et disposées à l'œdème. Ils conviennent, au contraire, aux femmes nerveuses irritables, à celles qui ont une texture dense, résistante, et chez lesquelles on a lieu de présumer une rigidité dans les fibres utérines. Ils doivent être prescrits aux femmes un peu avancées en âge, dans la vue de relâcher les symphyses du bassin, d'assouplir les organes de la génération, enfin, en un mot, de faciliter l'acte de l'accouchement. Quelquefois, chez ces dernières, leur répétition trop fréquente a l'inconvénient d'affaiblir; on peut les remplacer avec avantage par les bains de siége.

Il est inutile de dire que la température du bain doit être mise en rapport avec le tempérament, la constitution de la personne. On peut, selon les cas, la faire varier de quelques degrés ; mais il faut bien se garder de les administrer trop chauds ou trop froids : l'avortement peut être la suite d'un défaut d'attention.

M. le professeur Dumas dit que les bains frais de 18° à 20° sont très sédatifs et modifient avantageusement l'économie; et, s'il est vrai de dire qu'ils conviennent mieux en général avant la grossesse, ils n'en sont pas moins très avantageux, ainsi que les bains de mer, pendant sa durée.

Quant aux bains de pieds chauds, on sait que certaines femmes ont cherché souvent, en vain, dans leur emploi, la provocation d'un avortement : il convient d'y avoir recours avec circonspection, et de ne les employer que quand l'indication est précise. Ce que nous disons de ces sortes de bains, s'applique aussi aux saignées générales et locales, ainsi qu'aux divers moyens thérapeutiques qui ne peuvent être employés sans prendre le conseil d'un médecin.

DES ALIMENTS.

En fait d'aliments a dit Capuron, « que la femme grosse consulte son goût, son appétit, ses habitudes; point de jeûne, point d'abstinence. Qu'on éloigne de sa table, autant que possible, les substances rances, salées, fumées ou fort assaisonnées, qui sont trop échauffantes; les boissons à la glace, qui peuvent provoquer les coliques et l'avortement; la salade, les fruits verts, et en général les crudités qui donnent des aigreurs d'estomac. Un pain léger, des viandes nourrissantes, des potages, des œufs frais, des poissons de rivière, un bon vin vieux étendu d'eau : voilà ce qui doit faire sa principale nourriture pendant la grossesse » (1).

Il est un préjugé assez répandu encore dans une certaine classe de la société, qui veut qu'on cède à tous les désirs, à toutes les envies, pour les aliments et pour les boissons, qu'éprouve la femme enceinte sous peine de voir l'enfant qu'elle mettra au monde présenter sur une partie du corps l'envie qu'aura eue sa mère.

Les anciens admettaient à ce sujet l'influence de l'imagination de la mère, et Hippocrate le dit formellement;

---

(1) Capuron. *Traité des maladies des femmes, depuis l'âge de la puberté jusqu'à l'âge critique inclusivement.* Paris, 1817, in-8°

- mais, au lieu d'admettre que c'est l'envie non satisfaite, il dit le contraire (1).

D'ailleurs, toutes les fois qu'un enfant vient au monde avec une tache sur le corps, on trouve une explication plausible, un *quoi que ce soit* qui donne la clef de cette tache de naissance. « Or, dit Buffon, que de singulières figures ne devrait-on pas voir, si les vains désirs de la mère étaient marqués sur la peau de l'enfant. »

Le docteur Roussel nous paraît avoir été sous l'influence de cet engouement vulgaire Il nous raconte, en effet, en y ajoutant foi, une tradition populaire qu'il abrite du nom de M. Le Camus, et qui tendrait à prouver que les enfants illégitimes sont plus intelligents que les autres. « Ils sont, dit-il, le fruit d'un amour industrieux, et l'esprit de leurs parents, continuellement aiguisé par les ruses nécessaires à une tendresse traversée par des obstacles continuels, exercée par les artifices propres à tromper la jalousie d'un mari ou la vigilance d'une mère, éclairée par le besoin de dérober à l'opinion publique les plaisirs qu'elle condamne, doit nécesairement transmettre aux enfants qui en proviennent une grande partie des talents auxquels ils doivent le jour ; tandis que les enfants nés dans l'indolente sécurité d'un amour permis, doivent se ressentir de cette espèce d'abandon, de cette inertie d'âme avec laquelle on leur a donné l'être. (2) »

---

(1) *OEuvres d'Hippocrate*, article *Superfétation*. Edition de Foës.

(2) Roussel. *Système de la femme* ; chap. IV, p. 155.

Mallebranche a donné la plus grande extension au pouvoir de l'imagination de la mère sur l'enfant.

M. de Maupertuis nous dit « qu'une femme troublée par quelque passion violente, ou qui se trouve dans un grand péril, ou bien encore qui a été épouvantée par un animal affreux, accouche d'un enfant contrefait ; » (1) mais il nie complétement l'existence de ces phénomènes qui, dit-il, consistent dans la figure de l'objet qui l'a épouvantée ou de l'empreinte sur l'enfant de l'objet désiré pendant la grossesse.

Personne n'a mis en doute l'influence du moral de la mère sur le produit de la conception (2). Il n'est que trop ordinaire de voir une vive terreur, une émotion profonde avoir pour résultat la mort du fœtus ou un arrêt dans son développement.

Mais si les violentes secousses imprimées à l'esprit de la femme peuvent faire périr l'enfant qu'elle porte dans son sein, en faut-il conclure que cette influence pourra se traduire également par une modification des qualités morales ou physiques du petit être auquel elle va bientôt donner la naissance, et dont la frêle organisation porterait par la suite l'empreinte indélébile ?

Quelques médecins persistent à croire qu'il en peut être ainsi et ils citent, à l'appui de cette opinion, des faits fort étranges qui méritent, suivant eux, d'être pris en considération. Ainsi, nous lisions dernièrement dans l'*American*

(1) *Vénus physique ;* 1ᵉ partie p. 73.
(2) Journal de M. Lucas Championnière, T. 28, p. 54.

journal of insanity, quelques observations qui peuvent être invoquées pour la solution de cette question.

Une dame, nous dit le docteur KELLOGG, me montra un jour une large tache maternelle sur le corps de sa jeune fille, dont elle expliquait le développement par le récit suivant : Pendant sa grossesse, elle allait se mettre au lit et recevait les soins d'une de ses amies qui se trouvait avec elle. Elle enlevait les dernières pièces de ses vêtements, lorsque celle-ci aperçut dans un coin de la chambre un crapaud qui s'y était introduit sans qu'on sût trop par quel endroit. Elle saisit cet animal par une patte et, malgré les cris et l'effroi manifesté par celle dont elle eût dû respecter l'état intéressant, elle le lui présenta et le posa même sur une partie de son corps, qui était découverte. Le sentiment de dégoût et de répulsion que cette dame éprouva fut fatal à son enfant, car on constata, à sa naissance, qu'il portait une large tache précisément à l'endroit du corps correspondant au point avec lequel le crapaud avait été mis en contact chez la mère.

Le même médecin rapporte le fait suivant, qui serait un exemple remarquable de l'influence des sensations de la mère sur l'organisation physique de son enfant : Une dame d'un esprit fort distingué, cultivant les arts avec succès. et particulièrement la peinture. est mère de plusieurs filles fort agréables sans doute, mais assez mal partagées de la nature sous le rapport de la beauté. Cependant l'une d'elles, complétement différente de ses sœurs, est la plus ravissante et admirable créature qui se puisse rencontrer, et tous ceux qui la voient sont surpris de l'expression angélique de ses traits. Lorsqu'un jour, le docteur KELLOGG entretenait la mère de la ravissante beauté de sa fille, elle lui répondit que, grâce à une croyance de son mari, croyance qu'elle-même était forcée de partager, elle avait donné le jour à cette enfant si parfaitement belle, et qui ne ressemblait ni à ses sœurs ni à aucun de ses parents. Pendant sa gros-sesse, celui-ci, qui est un grand amateur de peinture, avait acheté un magnifique tableau représentant une ma-done, dû au pinceau d'un grand maître, et l'avait sus-pendu dans sa chambre à coucher. Ravie de la beauté de ce tableau et de la douce expression des traits de la madone, elle passait souvent des heures entières à le contempler. C'est à la vive impression que lui fit éprouver cette pein-ture qu'elle attribuait la beauté remarquable de sa fille, qui ressemblait d'une manière frappante au portrait qu'elle avait si vivement admiré.

S'il est vrai de dire que les croyances anciennes et géné-rales sont toujours basées sur l'observation des faits, on devrait assurément admettre l'influence du moral de la femme sur la conformation de son enfant, car les exemples, semblables à ceux qu'on vient de lire, fourmillent dans la science. Le docteur KELLOGG affirme même que l'enfant apporte en naissant des dispositions qui se ressentent des impressions et des préoccupations de la mère pendant la grossesse. Ainsi il est porté à croire que Napoléon a dû une partie de son génie et de son humeur belliqueuse à ce que sa mère, pendant qu'elle était enceinte de lui, suivait son

mari, attaché au service du général Paoli, partageait ses
dangers dans les guerres civiles qui désolaient la Corse, et
avait à chaque instant l'occasion de développer autant d'a-
dresse que de courage et d'énergie.

Ces observations ne tendraient à rien moins qu'à remet-
tre en honneur l'art de procréer des grands hommes à vo-
lonté, art que les anciens cultivaient plus que nous, car ils
entouraient les femmes enceintes de soins et d'attentions
dont leur fruit devait profiter. Peut-être devrions-nous
imiter leur exemple ' Cependant il faut se garder d'exagé-
rer les conséquences qu'on voudrait tirer de quelques faits
assez singuliers, bien qu'authentiques. Les parents trans-
mettent à leurs enfants leurs qualités et leurs défauts,
tant dans l'ordre physique que dans l'ordre moral. Cela
est incontestable, et il suffit, pour s'en convaincre, de jeter
les yeux sur le tableau des maladies héréditaires, où l'on
voit figurer tout aussi bien celles qui atteignent l'esprit
que celles qui affectent la matière. L'histoire du suicide et
de l'aliénation mentale est là pour nous prouver à quel
point nous recevons de nos auteurs le germe des idées
fausses, qui se développeront plus tard et nous conduiront
aux mêmes erreurs qu'ils ont commises ; pourquoi ne re-
cevrions-nous pas des dispositions à associer des idées
justes, quand nos parents ont été doués de toute la plénitude de leur jugement ? La conclusion était assez naturelle.
Tel père, tel fils, dit le proverbe, et les proverbes ne
sont-ils pas la sagesse des nations ? Mais qu'il y a loin de
cette observation, dont nous reconnaissons souvent l'exac-

titude, à l'influence du moral surexcité de la femme, pendant sa grosesse, sur la conformation de son fruit, et surtout sur les qualités de son âme! Il se peut que l'empereur Napoléon ait reçu de sa mère le germe des qualités guerrières qui ont porté si haut l'éclat de son nom; mais peut-on dire qu'il s'est distingué entre tous ses frères parce qu'il a été conçu à l'époque où l'esprit surexcité de celle-ci était chaque jour mis à l'épreuve par les circonstances difficiles dans lesquelles elle se trouvait, et que, s'il fût né plus tôt ou plus tard, il n'eût reçu en partage que les qualités communes aux autres hommes? Les faits sur lesquels on s'appuie pour soutenir cette thèse ne nous paraissent ni assez nombreux ni assez concluants.

Enfin, pour rattacher ces observations à la pratique médicale, nous devons dire que l'influence de l'imagination de la mère sur la conformation du fœtus ne nous a jamais semblé justifier les craintes des familles, quoique, dans bien des circonstances, nous ayons rencontré de sérieuses inquiétudes à cet égard. Nous nous souvenons, entre autres, d'une dame qui demeurait dans le voisinage d'un nègre, et qui, malgré la répulsion et le dégoût que lui inspirait cette étrange figure, n'avait pu s'empêcher de fixer les yeux sur elle avec extase pendant toute la durée de sa grossesse. Nous l'assistâmes dans son accouchement, et nous nous rappelons encore ses terreurs, à la pensée qu'elle allait mettre au monde un enfant qui porterait, soit dans sa couleur, soit dans la conformation de ses traits, quelques traces du type africain. Inutile de dire qu'elle donna le jour à un enfant parfaitement pur de tout sang étranger, et dont rien ne démentait l'origine européenne.

Les craintes de cette jeune mère ne furent pas plus réalisées que les espérances d'une autre dame, qui chercha, comme celle dont M. KELLOGG nous transmet l'histoire, à douer d'un physique agréable l'enfant qu'elle portait dans son sein. Mais au lieu de fixer les yeux sur une belle peinture, elle trouva plus simple et plus naturel de prendre pour modèle sa propre image répétée dans une glace. Cette dame était en effet d'une remarquable beauté ; mais bien qu'elle eût passé une partie de sa grossesse à contempler des charmes qu'elle aurait voulu pouvoir ainsi transmettre à son enfant, elle mit au monde une fille qui jusqu'à présent n'a rien de l'expression angélique de sa mère, et dont les traits rappellent au contraire ceux du père d'une façon beaucoup plus prononcée.

On doit donc tranquilliser les familles, lorsqu'elles s'effrayent des conséquences possibles de l'imagination des jeunes mères sur le moral de leurs enfants, ou pour dissiper leurs illusions, lorsqu'elles ont la prétention d'arriver à un résultat favorable, en suivant les errements indiqués par les sectateurs de la mégalanthropogénésie.

Un autre préjugé nuisible et qu'il faut combattre, c'est celui qui consiste à regarder la femme grosse comme devant prendre une plus grande quantité d'aliments, à cause de l'enfant qu'elle porte avec elle. Il est facile de se convaincre du contraire, si l'on consulte l'expérience. En effet, combien de femmes, malgré une faible alimentation, ont mis au jour des enfants bien constitués, sans avoir éprouvé elles-mêmes le moindre accident ! Combien d'autres, au contraire, poussées par un appétit vorace et usant de substances éminemment nutritives, se sont vues forcées d'avoir recours aux moyens indiqués, pour dissiper un état pléthorique capable de déterminer l'avortement ! Au reste, la nature indique assez aux femmes ses besoins pendant les premiers mois de la grossesse.

Généralement alors l'appétit diminue ; la femme a du dégoût pour les substances qui sont nutritives ; elle recherchera celles qui exigent pour la digestion le moins de travail possible. Il convient donc de ne pas contrarier son goût, qui doit être son principal régulateur ; c'est lui qui indiquera quels sont les aliments dont elle doit faire usage et quelle en doit être la quantité, pourvu, toutefois, comme nous l'avons fait observer précédemment, qu'il ne soit pas dépravé et qu'il ne l'expose pas à prendre des substances nuisibles à la santé ; et encore, comme dit MEN-VILLE (1), » il arrive que les modifications imprimées à » l'estomac par la grossesse lui font supporter et digérer » les aliments les plus indigestes, tandis que quelquefois » les mets les plus sains deviennent nuisibles et agissent » comme des poisons.»

Il convient donc que la femme enceinte fasse usage d'aliments légers, de facile digestion ; qu'elle s'abstienne d'épiceries de toute espèce, de mets trop appétissants ; en

_____

(1) MENVILLE ; *Histoire méd. et philos. de la femme*, t. III.

un mot , de tout ce qui est de nature à trop exciter le système nerveux.

Le climat , les saisons , les habitudes sont susceptibles
d'apporter à ces règles des modifications qui méritent d'être
tenues en compte.

Quant aux boissons , ce que nous avons dit du régime
alimentaire , peut très-bien leur être appliqué. Il importe
généralement qu'on leur interdise l'usage des liqueurs
excitantes ; mais quoique le café soit de ce nombre, si l'on
a affaire à une personne tellement habituée à cette boisson, qu'en suspendant son emploi elle en soit incommodée,
il faut céder un peu à l'habitude , qui est , comme on l'a
dit , une seconde nature dont il faut respecter les lois. On
doit encore ici , comme pour le régime , consulter le goût
de la femme enceinte; cependant on ne peut s'empêcher de
reconnaître les avantages qu'elle peut retirer de l'usage
des boissons ou tisanes mises en rapport avec sa constitution et son tempérament. C'est ainsi que les boissons émol-
lientes , tempérantes , conviennent aux femmes nerveuses,
à celles qui sont pléthoriques ; que les boissons légèrement
toniques sont employées pour celles qui sont douées d'un
tempérament lymphatique. On peut dire, d'une manière
générale , que les boissons à la glace conviennent très peu
aux femmes enceintes : l'impression vive qu'elles produi-
sent sur le système, est susceptible d'occasionner des accidents très fâcheux. (1) MAURICEAU présente plusieurs

_____

(1) MAURICEAU ; *Régime des femmes grosses*.

exemples de femmes chez lesquelles cette boisson a produit l'avortement ; la femme enceinte devra donc s'en abstenir, même quand elle aura de la gastralgie et des vomissemens ; bien qu'il ait été constaté que leur emploi avait été d'un bon effet, dans ces dernier cas, chez plusieurs femmes.

DES EXCRÉTIONS.

On connaît l'influence exercée sur l'économie par les fonctions du tissu cutané : nous n'ajouterons donc rien sur l'importance de leur régularité, ni sur les soins particuliers que la femme enceinte doit apporter au libre exercice de ces fonctions ; mais il ne saurait en être de même de celles qui ont pour but l'expulsion des urines et l'excrétion des matières fécales. Il est des femmes enceintes qui sont atteintes de rétention, d'incontinence d'urine, alors qu'elles n'avaient jamais éprouvé précédemment le moindre dérangement ; plusieurs aussi sont fatiguées par une constipation opiniâtre. Les rapports anatomiques qui existent entre le rectum et la matrice, éclairent assez sur la cause de la constipation, pour qu'on doive se borner à conseiller aux personnes qui en seront incommodées, l'usage de quelques aliments relâchants et l'emploi des lavements. On peut, si le cas l'exige, leur prescrire un léger laxatif.

Quant à la rétention et à l'incontinence d'urine, elles s'expliquent également par une cause tout-à-fait mécanique. L'incontinence, qui dépend ordinairement de la pression qu'exerce l'utérus sur la vessie, peut, sinon être guérie, du moins être palliée par l'usage de la ceinture que nous avons conseillée précédemment. Cette même ceinture pourra offrir encore les mêmes avantages dans les cas de suppression d'urine, qui est l'effet, soit de la pression exercée par l'utérus sur le col de la vessie dans l'intérieur du bassin, soit de la laxité des parois abdominales, qui permet à l'utérus de se porter en avant et d'entraîner avec lui la vessie. Dans le cas où la vessie tarderait trop à se vider, il n'est pas nécessaire de dire qu'il faut avoir recours au cathétérisme. Nous pourrions nous abstenir de parler du flux menstruel, celui-ci cessant dès la conception ; mais comme il arrive de voir des femmes réglées pendant tout le temps de la grossesse, et d'autres chez lesquelles il survient une perte utérine, modérée à la vérité, dans une période plus ou moins avancée, il nous paraît convenable de ne pas passer de tels états sous silence. Si l'harmonie des fonctions existe, si la santé ne ressent pas le moindre trouble de ces pertes, on peut les considérer comme provoquées par la nature ; mais si ces pertes devaient être attribuées à un état pléthorique, comme on l'observe quelquefois, il serait convenable d'avoir recours aux saignées dérivatives.

Cependant, il existe une routine aveugle qui fait beaucoup de victimes et qui moissonne encore tous les jours un
grand nombre de femmes qui, à en juger par leur bonne
constitution, sembleraient destinées à un meilleur sort ;
nous voulons parler de la dangereuse manie de saigner
quand même, à quatre mois et demi et sans exception,
toutes les femmes grosses, sous le vain prétexte de prévenir ainsi une foule de maux. Cette pratique, malheureusement fort répandue dans toutes les classes, doit être blâmée
et condamnée : d'abord, parce qu'elle est souvent dirigée
contre des accidents qui n'existent que dans la tête de cer--
taines commères ou de demi savants ; ensuite, parce quelle
produit souvent un effet tout opposé à celui qu'on se pro-
posait d'obtenir ; enfin, parcequelle peut occasionner des
fausses couches et causer même la mort de l'enfant et celle
de la mère, particulièrement chez les femmes nerveuses et
lymphatiques.

Toutefois, comme il y a aussi des circonstances dans
lesquelles il est quelquefois nécessaire et même urgent de
saigner, il est bon de les signaler.

La saignée est indiquée, si vers le troisième ou le quatrième
mois de la grossesse, la femme éprouve des maux de tête,
des éblouissements, des vertiges, si elle se plaint de bour-
donnements ou de tintements dans les oreilles, de palpi-
tations ou d'étouffemens, si elle accuse en même temps un
goût de sang dans la bouche, si le pouls est plein et dur
à la fois, et rebondissant. En pareil cas, on ne saurait ba-
lancer un instant, seulement, il faut avoir la précaution de

faire pratiquer la saignée, en principe, à l'époque à laquelle l'éruption des règles avait lieu avant la grossesse en proportionnant la quantité du sang à l'âge, à la force, et surtout au tempérament de la femme. De cette manière, elle se trouvera débarrassée de ses indispositions deux ou trois jours après la saignée.

Nous terminerons ce chapitre en disant que si la femme a l'intention de nourrir son enfant, elle doit se façonner le mamelon de bonne heure, afin qu'il n'offre pas de dépression pour la bouche de l'enfant.

Tout le monde connaît les petits appareils en caoutchouc, auxquels on peut avoir recours avec avantage.

DES EXERCICES DU CORPS.

L'exercice convient assez généralement aux femmes enceintes ; il est éminemment propre à assurer le jeu régulier de toutes les fonctions de l'économie ; il prévient ou guérit même une foule d'incommodités auxquelles leur condition les rend sujettes. L'observation prouve évidemment que les femmes de la campagne se ressentent beaucoup moins que celles qui habitent la ville, de leur état de grossesse ; elles accouchent ordinairement avec une facilité

remarquable ; mais pour retirer de l'exercice de tels avantages, il convient qu'il soit pris avec modération : un exercice fatigant ou qui imprimerait de trop grandes secousses
au corps , est généralement nuisible. Voilà pourquoi on
doit interdire l'usage des voitures mal suspendues, surtout
dans les derniers mois de la gestation ; mais il est vrai de
dire que dans ce cas il faut prendre en considération les
lois de l'habitude ; leur empire est encore ici extrêmement
marqué , car l'on voit des personnes enceintes qui font de
très longs voyages dans des voitures très dures , d'autres
qui se livrent à des exercices on ne peut plus pénibles ,
sans éprouver le moindre accident.

Nous avons assisté, à Marseille , à l'accouchement d'une
danseuse , qui fut très naturel. L'enfant était gros et bien
constitué, et nous avions vu cette dame , huit jours avant,
exécuter un ballet très fatigant. Le genre d'exercice à conseiller à une femme grosse, devra donc être mis en rapport
avec sa manière de vivre ; c'est ainsi qu'il serait nuisible
de vouloir que la citadine , dans le but de rendre la grossesse meilleure , ou son accouchement plus facile , imitât
la femme de la campagne , qui est habituée à des travaux
qui exigent de grands efforts.

Il y aurait également de l'imprudence à laisser la femme
enceinte , peu habituée à aller en voiture , dans l'idée
qu'elle peut se placer indifféremment dans quelque voiture
que ce soit.

L'exercice, pris à pied et en plein air, qui ne va pas
jusqu'à la fatigue , est le plus convenable ; mais , tout en

reconnaissant les bons effets de cet exercice pendant la grossesse, nous devons ajouter qu'il y a des règles à observer pour en diriger l'emploi d'une manière avantageuse.

Si la femme est faible et délicate, il faut qu'elle en use avec ménagement ; certaines personnes se trouvent même dans un état qui exige le repos le plus absolu. Les traités d'obstétrique font mention de femmes qui ne peuvent acheter le plaisir d'être mères, qu'à la condition de s'astreindre au repos le plus complet. D'ailleurs, la femme doit s'occuper de son ménage ; c'est la gymnastique de Tronchin, et la meilleure pour elle.

Lorsque la saison est froide et humide, la femme doit éviter la promenade du soir ; l'air du matin lui est beaucoup plus salutaire.

La femme enceinte ne doit pas ignorer non plus les inconvénients qui sont attachés à un défaut de proportion entre la veille et le sommeil. En général, la durée de celui-ci doit être en rapport avec la fatigue des organes ; mais, s'il était trop prolongé, il produirait un effet débilitant qu'il est important d'éviter.

La femme enceinte, dit Menville, doit se coucher de bonne heure et se lever de même, et passer le temps de la veillée aux occupations qui exercent les organes sans les fatiguer.

DES RAPPORTS SEXUELS.

HIPPOCRATE, et avec lui tous les auteurs , s'accordent à dire que le coït peut être nuisible à la mère et à l'enfant , pendant la gestation. MAHON rapporte des exemples de femmes qui ne sont arrivées heureusement au terme de leur grossesse , qu'en se condamnant à une continence forcée. LEVRET dit qu'une foule d'avortements ne connaissent pour cause que l'abus des plaisirs vénériens (1).

Il importe de modérer les désirs des femmes. Celles chez lesquelles la civilisation n'a pas pénétré, lorsquelles sont enceintes, ne recherchent pas plus l'homme que l'homme ne les recherche ; les peuples d'Amérique à demi civilisés ne connaissent jamais les femmes pendant leur gestation, et c'est vraisemblablement, dit PAW, une des raisons pour lesquelles il y naissait si peu d'enfants difformes et contrefaits, dont la multiplication tient plus qu'on ne pense à une incontinence brutale. Telle est, sans doute, une des causes qui font que la mortalité des femmes en couches chez les nations sauvages est bien moindre qu'en Europe.

En prenant les pays d'Europe, ajoute PAW , l'un portant l'autre , on trouve que sur cent femmes en couches , il en meurt plus d'une ; et en Amérique , sur mille femmes en couches, il en meurt à peu près une.

(1) LEVRET ; *Causes et accidents des accouchements laborieux,* 1751.

Remarquons, en outre , que le temps où les rapproche-
ments sexuels auraient le plus d'inconvénients pendant la
grossesse, est celui où les règles paraissaient avant la gestation et que l'époque habituelle de la menstruation est d'ailleurs le moment où les plaisirs de l'amour ne doivent jamais
avoir lieu. Pendant la grossesse , vers le quatrième ou le
cinquième mois surtout , la religion permet et l'hygiène
prescrit aux époux de choisir dans leurs embrassements
l'attitude la moins défavorable au fœtus.

Parent-Duchatelet (1) dit , dans son remarquable
ouvrage, sur la *Prostitution* :

« Ces filles font leur métier jusqu'à la dernière extré-
» mité ; plusieurs même ont accouché dans les bureaux de
» l'administration et presque dans la rue , au moment où
» elles provoquaient les passants. On comprendra facile-
» ment la raison des nombreux avortements qui ont eu
» lieu , lorsqu'on saura qu'une prostituée enceinte est
» plus recherchée , et gagne trois ou quatre fois plus que
» quand elle se trouve dans une position ordinaire.»

Il est facile de comprendre que l'ébranlement causé par
les rapports sexuels , dans tout le système , est bien de nature à troubler le travail de la conception , surtout s'il a
lieu pendant les premiers mois de la grossesse , chez de
jeunes mariées , délicates , ou chez des femmes qui ont
déjà avorté.

Il doit être défendu aux personnes irritables, nerveuses,

(1) Parent-Duchatelet ; *De la Prostitution dans la ville de
Paris ;* tom. I. pag. 238-239.

et à celles qui sont sujettes pendant la gestation à des pertes utérines. Mais, parmi les femmes enceintes, il en est chez lesquelles ce nouvel état provoque tellement les désirs vénériens, qu'il y aurait de l'inconvénient à s'opposer d'une manière absolue à leur accomplissement.

Les plaisirs de l'amour peuvent aussi, jusqu'à un certain point, être utiles aux femmes d'une constitution lymphatique, en ranimant la vitalité de la matrice et activant ainsi le travail de la gestation.

Néanmoins, il convient de faire observer aux unes et aux autres, qu'il est important qu'elles ne s'y livrent qu'avec beaucoup de réserve et de prudence.

PERCEPTA.

Sans parler de ces états nerveux qui rentrent dans le domaine de la pathologie, qui sont propres à plusieurs femmes enceintes, et contre lesquels les médecins opposent souvent une thérapeutique puissante, en employant tantôt la force de caractère, et en usant à propos du talent de la persuasion, la grossesse est une condition de la vie qui exige, en général, de grands ménagements sous le rapport moral. De nombreux exemples attestent les mauvais effets qui peuvent résulter d'une émotion vive occasionnée par une joie , une crainte subite , un violent chagrin. La plupart des avortements qui surviennent dans la gestation , sont le produit de ces causes. Toutes les observations, tant anciennés que modernes, s'accordent à dire qu'il importe d'avoir recours aux moyens qui sont usités pour conserver le calme dans l'esprit et dans le cœur des femmes enceintes.

(1) Pendant leur grossesse , les femmes fuiront avec un égal soin toutes les tristesses et toutes les joies de la nature ; elles craindront jusqu'aux bruits mystérieux du soir si pleins d'émotions et de douces rêveries ; pour elles , tout est dangereux, il leur faut le calme des sens et celui de l'esprit et du cœur. Mais , si le murmure d'un eau pure qui serpente ou qui coule lentement , si le chant des oiseaux, l'épi qui jaunit ou la feuille qui tombe , si le silence et le bruit d'alentour sont autant de causes de souffrances pour leur âme inquiète et attendrie , à plus forte raison , les glas funèbres, le son monotone de la cloche qui gémit lentement dans le lointain , la rencontre fortuite d'un modeste convoi , une croix dans le désert ou sur le bord du chemin , deviendront pour elle des éléments capables de troubler leurs sens, de tourmenter leur sensibilité et d'effrayer leur raison , autant que les impressions que ces images fort mélancoliques ou déchirantes qu'elles favorisent ou entretiennent.

Ainsi donc, les femmes enceintes et parmi elles les plus

(1) MENVILLE ; t. II, 136.

impressionnables et les plus nerveuses auront grand soin d'éviter les spectacles douloureusement attachants, les scènes trop attendrissantes ou tragiques et tous les mouvements qui saisissent ou qui captivent trop fortement l'imagination et le cœur. Elles craindront également de s'abandonner aux transports violents d'une joie immodérée, et elles se garderont bien, non seulement d'ajouter foi, mais même de prêter l'oreille aux récits aventureux qui pourront faire naître quelques craintes sur les évènements dont la grossesse et l'accouchement sont quelquefois accompagnés.

L'histoire nous apprend que les sages d'Orient sentaient tellement l'avantage de ce précepte que, dès que leurs femmes étaient grosses, ils s'étudiaient à leur procurer des plaisirs doux et innocents ; ils étaient persuadés qu'il n'est pas d'influence plus heureuse sur la santé de la mère et de l'enfant, que celle qui est offerte par un caractère tranquille et égal.

« En France, plusieurs règlements furent établis dans » la vue de prévenir les grossesses illicites, et dans celle » surtout de protéger l'existence de l'enfant qui doit en » provenir. C'est ainsi que furent instituées la déclaration » de la grossesse, exigée de la part des femmes enceintes, » par l'édit de Henri II, et la visite de toute femme sus- » pecte de célation de grossesse (1). »

Parmi les diverses affections qui méritent de fixer l'at-

---

(1) RAIGE-DELORME ; *Dict. de méd.*, en 30 *vol.*, t. XIV, p. 443.

tention des médecins hygiénistes, il n'en est pas qui l'exigent plus que celles qui sont produites par des causes morales ; bien qu'elles n'agissent ordinairement qu'avec lenteur, elles n'amènent pas moins des effets nuisibles à la mère et à l'enfant. Les fonctions digestives et respiratoires languissent ; par suite, les mouvements du cœur sont ralentis, le sang pénètre avec peine dans les organes ; d'où résultent un amaigrissement et un affaiblissement de tout le système. Le gâteau placentaire ne recevant plus dès-lors la quantité de fluide sanguin nécessaire à la nutrition du fœtus, celui-ci, suivant que le terme de la gestation est plus ou moins éloigné, succombe à ce désordre, ou porte en naissant l'empreinte de la délibilité qu'il a contractée dans le sein de la mère. On doit surtout se méfier de la tristesse profonde dans laquelle serait plongée une femme enceinte, par la crainte de mourir.

Il est un assez grand nombre de femmes enceintes qui, désirant vivement devenir mères, sont poursuivies pendant tout le temps de la gestation, par la crainte d'avorter. Les fréquents exemples qui viennent à l'appui de l'effet de cette crainte, doivent engager les personnes qui vivent auprès d'elles, à s'efforcer de détourner de leur esprit de pareilles idées. Il convient de leur citer des exemples d'autres femmes ainsi tourmentées, qui ont eu des accouchements heureux ; mais c'est surtout à l'homme de l'art, au médecin qui, par son état, est mieux que tout autre dans le cas d'employer à propos le talent de persuader, qu'appartient le pouvoir d'agir avec avantage sur le moral de ces personnes. Disons un mot de l'organe de l'odorat : on sait qu'une femme qui, avant d'être enceinte, était charmée par telle odeur, ne peut plus la supporter ; qu'une autre et en général même, que la plupart flairent avec plaisir celles qui sont réputées désagréables dans toutes autres circonstances. Il convient dans tous les cas de consulter le goût des personnes, mais l'on peut dire d'une manière générale, qu'il n'est pas jusqu'aux odeurs les plus suaves dont les femmes enceintes doivent redouter l'impression, on a vu les plus doux parfums des fleurs, comme ceux de la rose, du jasmin, du muguet, produire pendant la grossesse chez les femmes nerveuses des céphalalgies violentes ou d'autres accidents plus graves ; elles doivent donc se soustraire à toute émanation odorante un peu forte. Ainsi donc, point de fleurs chez les femmes enceintes, si ce n'est des roses ou quelques muguets, et encore est-il prudent de s'en abstenir le plus possible.

Si les femmes enceintes ne doivent pas jouir, dans les sociétés actuelles, des prérogatives qui seraient la source d'une infinité d'abus, il est du moins nécessaire de chercher à fortifier, par l'autorité de l'exemple, le penchant naturel de tous les hommes à leur montrer des égards, à leur prêter les secours dont elles auraient besoin. Les lois doivent réprimer avec sévérité les offenses qui leur seraient faites. La latitude laissée aux magistrats, dans l'application des peines, leur donne les moyens de punir avec rigueur, les actes de violence commis envers les femmes grosses.

L'expérience et le raisonnement s'accordent à démontrer

que c'est en secourant activement les femmes et les filles enceintes, en épargnant à ces dernières le mépris et la négligence qu'on est trop disposé à leur manifester, qu'on préviendra ces avortements accidentels ou provoqués, et ces infanticides, qui sont pour la société des maux beaucoup plus grands que les grossesses illicites.

L'on n'a que trop souvent à déplorer le zèle peu éclairé de quelques personnes charitables, que leur respect pour la morale entraîne à méconnaître les lois de l'humanité.

DE L'ALLAITEMENT MATERNEL.

La femme qui n'a aucune infirmité, soit héréditaire soit acquise, doit nourrir son enfant; cette loi, consacrée par l'opinion de tous les peuples, n'est malheureusement pas assez en vigueur, l'influence de notre état social, les goûts du monde, la coquetterie de la femme, la détournent souvent de cette noble mission que la nature lui a imposée.

L'allaitement par la mère est tellement lié aux bonnes mœurs, qu'à Rome, où le divorce était permis, on ne compta pendant 600 ans qu'un seul cas où les époux se séparèrent tant que la mère nourrit son enfant : lorsque plus tard, on pût les donner à des mercenaires, le vice n'eût plus de frein, et l'on apprit à tromper la nature.

STRABON dit que nulle part il n'a rencontré dans ses voyages des hommes aussi grands qu'en Georgie, où l'allaitement maternel est en usage depuis des siècles, et les femmes de ces contrées sont les plus belles de toute la terre.

En Grèce, du temps de DÉMOSTHÈNES, autant on considérait les femmes qui allaitaient leurs enfants, autant on méprisait celles qui se louaient pour allaiter l'enfant d'un autre.

On lit, dans l'Histoire de la Chine, qu'une femme ne peut être admise à des emplois considérables qu'autant qu'elle a nourri ses enfants de son lait.

En Turquie, la loi accorde aux femmes qui allaitent leurs enfants, des reprises plus considérables qu'aux autres.

Quand le jeune enfant a vu la lumière, qui mieux que la mère peut continuer cette vie qui vient d'être si intimément liée à la sienne pendant neuf mois. La sensibilité morale de la mère entretient l'existence de l'enfant en prévenant ses besoins. Sa sollicitude pour ce petit être, son amour infini, tiennent du prodige, il n'est point de fatigue qui l'arrête, point de soins qui la dégoûtent, point de dangers qu'elle ne brave pour la conservation de son enfant.

On a vu des mères, dit MENVILLE, à moitié épuisées, résister encore à l'impérieux commandement du sommeil, pour provoquer celui de leurs enfants, et ne goûter du repos que quand elles étaient parvenues à les calmer. Dor-

maient-ils, elles le contemplaient dans ce sommeil, atten-
tives à tout, elles chassaient l'insecte dont le vol menaçait
d'interrompre le sommeil de ces intéressantes créatures ,
elles craignaient encore de hâter leur réveil par un souffle,
à peine tranquilles , elles écoutaient même le silence de la
nuit, et si le sommeil suspendait momentanément leur
tendre vigilance, au moindre bruit elles couraient au ber-
ceau. Quel inappréciable avantage ont les mères de jouir
des premières caresses dont elles sont à la fois si fières et
si jalouses, et de recueillir les premiers fruits d'un amour
qu'elles ont fait éclore dans l'âme de ces intéressantes créatures ! Quoi de plus touchant que le sourire d'un enfant
qui quitte le sein de sa mère, qu'il caresse encore de sa
main après qu'un lait abondant, riche et sain, a facilement
cédé à la succion.

La délicatesse des formes chez la femme ne doit pas être
considérée comme empêchement au devoir de nourrir, et
les dames des grandes villes toute frêles et délicates qu'elles
paraissent, peuvent, en-général, remplir cette fonction.

D'ailleurs , il est démontré que la femme qui nourrit
son propre enfant, bien que son lait ne soit pas trop abondant en fait un élève robuste, tandis que quelquefois un
enfant étranger avec le même lait, reste maigre et chétif.

Si l'accouchement a été facile, la femme doit mettre l'enfant au sein bientôt après ; si, au contraire , il a été laborieux ; elle doit attendre le moment où elle sera reposée de
ses fatigues. L'enfant ne tire d'abord de la mamelle qu'un
liquide jaunâtre peu abondant, désigné sous le nom de *co-*

lostrum , et qui, par ses propriétés particulières, est destiné à lubréfier l'intestin, à produire un effet légèrement purgatif , et à hâter la sortie du *méconium* de l'enfant.

Il ne faut pas perdre de vue l'effet avantageux du *colostrum* , et surtout ne pas attendre que les seins soient gorgés par le lait , il y aurait pour l'enfant une difficulté beaucoup plus grande et par-là même une souffrance qui obligerait à attendre que l'engorgement eût diminué.

Ainsi donc, on doit faire téter le nouveau né , deux , quatre, six, huit heures au plus tard après l'accouchement, sans attendre la fièvre de lait.

Une grande observation à faire aux mères , est de ne pas donner à téter aux enfants d'une manière irrégulière ; dans les premiers jours de la naissance , on peut donner à téter plus souvent ; mais plus tard , dans l'intérêt de la mère, comme dans celui de son enfant, il faut réglementer l'usage du lait. Ainsi, dans le cours de la journée, l'enfant doit téter toutes les deux ou trois heures , mais la nuit, la mère doit s'affranchir de cet esclavage ; elle peut donner le sein à son enfant vers onze heures ou minuit, pour ne le faire téter de nouveau que le lendemain vers six heures, la mère trouve ainsi un repos qui lui est très nécessaire après ses fatigues de la journée. On va m'objecter que ce pauvre petit être va souffrir, qu'il est cruel de le priver de nourriture , c'est là une grave erreur, l'enfant peut être apaisé les premiers jours par un peu de bon lait de vache, coupé avec de l'eau de gruau, mais ensuite il vaut mieux le caresser et essayer de le rendormir, il pleurera d'abord, se mettra en colère , mais bientôt devant l'inutilité de ses plaintes, il aura la conscience que c'est en vain qu'il demande le sein, et prendra une excellente habitude.

Que les femmes qui nourrissent leurs enfants nous permettent de les engager à bien suivre ces préceptes, elles feront des élèves doux et agréables, là où elles auraient des petits tyrans, le lait plus reposé sera meilleur, partant plus de coliques pour le nourrisson, plus de digestions mal élaborées, et une meilleure santé.

Il arrive parfois qu'une femme a peu de lait, ou qu'elle le voit se tarir sous l'influence de causes morales, il faut alors essayer de le ramener dans les mamelles, il existe certaines plantes auxquelles les anciens avaient donné le nom de *galactogènes*, et que l'on n'emploie plus guère aujourd'hui; cependant, avant de voir disparaître complètement le lait, on peut essayer d'en faire bouillir et de les appliquer en cataplasmes sur les mamelles, ces plantes sont : le *ricin*, la *mercuriale*, le *Jatropa curcas*, et la *pimprenelle*, j'ai plus de confiance au *ricin* qu'à toutes les autres. On en prend une bonne poignée que l'on met dans deux ou trois litres d'eau, et on fait bouillir jusqu'à demi dessiccation ; ce cataplasme doit être laissé en place pendant vingt-quatre heures.

M. Lucas Championnière a exposé le moyen suivant qui procure de bons résultats :

L'expérience, dit-il, a bien prouvé que l'allaitement artificiel ne réussit presque jamais dans les premiers temps de la naissance; mais, lorsqu'on a présenté le sein maternel à l'enfant pendant quelques semaines, il n'est pas impossible que ses organes s'accommodent alors d'une nourriture plus substantielle et qu'on arrive ainsi, avec une très mauvaise nourriture, à obtenir un assez bon résultat. Le médecin est donc parfois dans la nécessité de tirer parti des plus fâcheuses circonstances et de chercher, par tous les moyens qui sont en son pouvoir, à exciter la sécrétion laiteuse chez de jeunes mères, qui persistent à vouloir allaiter elles-mêmes leurs enfants.

Bien des moyens ont été imaginés pour rendre cette sécrétion plus abondante. Nous n'en rappellerons qu'un seul aujourd'hui : c'est l'électricité, qui tend à s'introduire de plus en plus dans la thérapeutique, où elle occupe déjà une assez large place. Un journal médical publiait, il y a quelque temps, l'observation d'une jeune femme qui nourrissait avec succès son enfant, lorsqu'il fut atteint d'une pneumonie. On suspendit l'allaitement pendant plusieurs jours, et lorsque la mère voulut présenter de nouveau le sein à l'enfant, elle reconnut avec désespoir qu'elle n'avait plus de lait. M. Aubert, qui donnait ses soins à cette femme, eût recours à l'électricité, et, au bout de quelques séances, la sécrétion laiteuse était rétablie.

Un second fait absolument semblable a été communiqué à la Société médicale des hôpitaux de Paris par M. Becquerel. Il s'agissait d'une jeune dame qui nourrissait son enfant depuis six mois, lorsqu'à la suite d'émotions vives et répétées, son lait cessa de couler. M. Becquerel conseilla de prendre une nourrice ; mais la mère s'y étant refusée, ce médecin résolut de tenter, lui aussi, les effets de l'électricité. Il recouvrit le sein gauche, qui ne fournissait pour ainsi dire plus de lait, d'éponges humides, et agit sur elle au moyen d'une machine magnéto-électrique de force modérée. Il détermina ainsi plutôt de la gêne que de la douleur. Cependant, trois séances de deux à trois minutes chacune, suffirent pour rappeler la sécrétion laiteuse, qui se trouva en quelques instants rétablie. L'enfant reprit le sein, et l'allaitement put être continué. On ne jugea pas nécessaire de faire la même opération du côté droit, le sein de ce côté ayant immédiatement fourni une quantité de lait moindre à la vérité que celle du sein gauche, mais qui fut jugée suffisante pour le moment.

L'influence du moral de la femme sur cette sécrétion n'est, au reste, niée par personne. De même que les passions peuvent suspendre brusquement les fonctions de la glande mammaire, elles peuvent aussi les rétablir, et il n'est pas bien certain que l'émotion éprouvée par les deux femmes qui ont été soumises à l'emploi de l'électricité, la surprise, la confiance en ce moyen, n'aient pas agi sur le retour de la sécrétion laiteuse tout autant que l'électricité elle-même. Cette fonction, au reste, s'établit fréquemment chez la femme et chez les femelles des animaux hors l'état de gestation, avant l'âge de la puberté, après le temps critique et même (des observations authentiques sont là pour le prouver) chez des sujets du genre masculin. Tout porte à croire que si l'on stimulait avec plus de persévérance les seins des nourrices chez lesquelles la sécrétion

laiteuse vient à se supprimer, on obtiendrait le plus ordinairement le rétablissement d'une fonction suspendue par
des causes purement accidentelles. Ces moyens sont trop
négligés de nos jours, et ce n'est pas sans raison que M.
ARAN a rappelé une pratique en usage aux îles du cap Vert,
et qui prouve avec quelle facilité la sécrétion laiteuse peut
être établie même hors l'état de gestation. Dans ce pays ,
en effet , lorsqu'une femme meurt en allaitant son enfant,
l'usage veut que la plus proche parente se charge du soin
de nourrir l'orphelin. Quel que soit son âge , qu'elle soit
ou non mariée , on enveloppe ses seins dans des feuilles de
ricin tièdes, on fait des fumigations vers les parties géni-
tales, l'enfant fait des succions fréquentes , et on a recours
à une foule de pratiques bizarres pour amener la sécrétion
laiteuse chez cette nourrice improvisée L'expérience prouve
qu'on réussit assez souvent de cette manière , et même il y
a quelques années, des essais tentés à Londres, en imitation
de cette pratique, ont été suivis d'un certain succès. Peut-
être les médecins ont-ils tort de négliger des moyens dont
l'expérience a démontré l'efficacité , et qui pourraient souvent être appliqués rationnellement pour favoriser l'allaitement maternel.

DU CHOIX DE LA NOURRICE.

Quelquefois une femme est dans l'impossibilité de nourrir son enfant, soit par le mauvais état de sa santé, soit par la trop petite quantité de lait qu'elle peut fournir, soit enfin parce que ce liquide n'aura pas les qualités nécessaires, il faut alors avoir recours à une nourrice; ici le choix doit être sage et bien dirigé.

De tout temps on a cru que le lait était capable de modifier le corps et l'esprit des enfants.

HIPPOCRATE et GALIEN prétendent que le fœtus est sujet aux passions dans le sein de sa mère.

PLATON voulant expliquer pourquoi ALCIBIADE était si hardi, au lieu d'être timide comme un Athénien, dit que ce phénomène provenait de ce qu'il avait été allaité par une Spartiate.

Suivant le docteur ROBERT, auteur de la *Mégalanthropogénésie*, l'esprit et la stupidité des nourrices, comme leurs vices et leurs vertus, se communiquent à leurs nourrissons.

ROSEN prétend que l'enfant prend le caractère et les goûts de sa nourrice, et que des chiens allaités par des louves, sont devenus féroces, tandis que des lions, allaités par des vaches, sont devenus privés comme leurs nourrices.

DIODORE dit que la nourrice de NÉRON était adonnée au vin, on sait que c'est après des orgies que ce prince se livrait à tous les actes de sa sauvage férocité.

Nous ne nous arrêterons pas sur toutes ces hypothèses, qui ont leur bonne part de merveilleux, et nous conseillerons aux mères de se faire guider par un médecin expérimenté dans ce choix difficile.

Il faut toujours considérer l'aspect externe et le lait de la nourrice.

Les femmes qui n'ont fait qu'un enfant n'ont pas toute l'expérience nécessaire aux besoins du jeune âge, elles ne savent souvent pas même bien mailloter. Si une nourrice primipare n'a personne pour la diriger, il vaut mieux en choisir une qui ait eu plusieurs enfants.

D'ailleurs, cette surveillance est subordonnée à l'endroit où est emmené l'enfant, il y a des nourrices qui entrent dans une famille pour y nourrir le nouveau né; d'autres, qui l'emportent à la campagne : les premières, sous l'œil de la mère, exposées à une surveillance de tous les instants, sont infiniment préférables. On ne doit rien changer à leurs habitudes et à leur régime, et ne pas les tourmenter à cet égard, à moins de circonstances motivées et sur lesquelles l'avis du docteur ordinaire de la maison doit être toujours pris.

On ne donnera pas à ces femmes d'alimens trop épicés, mais, elles pourront, à part cela, faire usage de tous les mets habituels, manger des *fruits*, de la *salade*, et boire du vin, si telle est leur habitude.

La nourrice doit prendre de l'exercice au soleil surtout, tous les jours, cela lui est aussi indispensable qu'au nourrisson. Cependant, si l'on avait à faire à une personne dont les mœurs ne fussent pas parfaitement connues, il serait bon de la faire surveiller; une nouvelle grossesse altérant les qualités du lait, aurait des conséquences funestes sur la santé de l'enfant; il faut, d'ailleurs, que la nourrice suive à peu près les règles que nous avons tracées pour l'allaitement par la mère.

Il faut enfin, que la nourrice ne couche jamais l'enfant dans son lit; nous pourrions à ce sujet raconter des exemples nombreux d'accidents déplorables.

La nourrice de la campagne ne pouvant pas être surveillée, on doit autant que possible avoir des relations avec des personnes habitant sa localité, le médecin ou le curé, afin d'être renseigné sur ses actions; car, il arrive souvent que ces mercenaires promettent de donner tout leur lait à l'enfant pris en sevrage, alors qu'elles le font partager à un autre nourrisson, à leur propre enfant quelquefois, qui est bien mieux soigné, au détriment du petit étranger. On doit aussi, si cela est possible, placer les enfants dans la banlieue, afin de les voir souvent, et recommander qu'en cas d'indisposition de la nourrice, l'enfant boive du lait de vache coupé avec de l'eau de gruau, au lieu de ces bouillies, de ces soupes, du pain, même, que l'on donne trop souvent aux enfants, et qui lui font gonfler le ventre de telle sorte, que souvent on rapporte après le sevrage des enfants qui n'ont que *tête* et *ventre* avec des membres grêles et sans force.

Quoiqu'il en soit, la nourrice doit réunir les conditions suivantes pour être acceptée.

On doit d'abord s'informer de l'époque de l'accouchement, pour avoir l'âge du lait. Un lait trop âgé ne possède pas les propriétés laxatives nécessaires au jeune enfant, auquel le colostrum est si nécessaire, on a beau dire que l'enfant renouvelle le lait, c'est une erreur démontrée par l'analyse chimique. Le lait de la nourrice doit avoir au plus, de six à sept mois. Son âge doit varier de vingt à trente ou trente-cinq ans.

Les cheveux doivent être noirs ou au moins bruns, plutôt que blonds ou rouges, ces dernières peuvent avoir un lait abondant, mais il est trop aqueux.

Elles doivent avoir le sein arrondi, les formes potelées, des veines bleuâtres doivent serpenter sur la mamelle, leurs gencives doivent être fermes et roses, et leurs dents assez belles; il ne faut pas cependant attacher aux dents une importance trop grande, nous avons vu de bonnes nourrices avoir de fort mauvaises dents, tandis que d'autres avec des dents magnifiques étaient incapables de nourrir ; les gencives sont plutôt la pierre de touche, on conviendra facilement qu'une femme qui a les gencives pâles, a le sang aqueux et appauvri, tandis que celles qui offrent une belle coloration sont l'indice d'un sang vigoureux.

La nourrice doit avoir le caractère assez gai, cela influe d'une façon singulière sur celui de son nourrisson. Enfin, règle bien importante, la nourrice doit subir l'examen le plus minutieux au point de vue des maladies qu'elle peut avoir, on doit être bien sûr que la femme n'a ni vices tuberculeux, scrofuleux, syphilitiques, rachitiques, dartreux, car, ce serait donner au jeune enfant le germe de l'une de ces affections.

L'intelligence, jointe aux règles que prescrit la pudeur, doit surtout être employée dans ce cas, et il faut, autant que la décence le permet, visiter complètement la nourrice.

Quand on a malheureusement été trompé par une nourrice, il faut immédiatement en changer sans prévenir la première, afin de lui enlever l'enfant avant qu'elle puisse lui donner à têter sous l'influence que l'émotion lui procure, ou de peur qu'elle le néglige complètement.

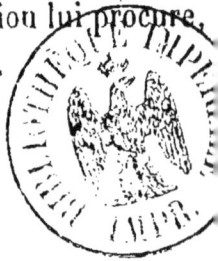

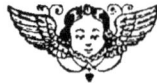